FORMULAIRE

PHARMACEUTIQUE

A L'USAGE

DE LA SOCIÉTÉ DE SECOURS

EN FAVEUR DES OUVRIERS MALADES

DE LA VILLE DE CAMBRAI.

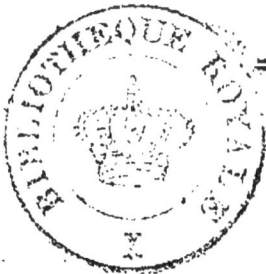

CAMBRAI,

Imprimerie de P. LEVEQUE, Place-au-Bois.

—

1845.

PREMIÈRE PARTIE.

NOMENCLATURE

Des médicamens simples et composés, destinés au service médical de la société en faveur des ouvriers malades de la ville de Cambrai.

SUBSTANCES ANIMALES.

Axonge.
Cantharides.
Suif de mouton.
Sangsues.

SUBSTANCES VÉGÉTALES.

Angélique, racines.
Absinthe (grande), feuilles.
Arnica des montagnes, fleurs.
Anis vert (Semences d').
Amandes douces, fruits.
Agaric de chêne.

Bardane à têtes glabres, racines.
Bistorte, racines.
Belladone vulgaire, feuilles et racines.
Bourrache (feuilles de).

Cachou brut.
Consoude officinale, racine.
Chiendent, racine.
Chicorée sauvage, racines et feuilles.
Chêne (écorces de).
Canelle de Chine, écorces.
Capillaires, feuilles (*adiante de Montpellier*).
Ciguë ordinaire, feuilles.
Camomille romaine, fleurs.
Centaurée petite, sommités fleuries.
Coquelicot, fleurs (*pavot rouge*).

Douce amère, tiges.
Digitale pourprée, feuilles.

Fumeterre, sommités fleuries.

Gentiane jaune, racines.
Guimauve officinale, racines, feuilles et
  fleurs.
Grenadier, écorces de la racine et du fruit.
Gayac (*bois rapé*).
Garou, écorces.
Genièvre, baies.
Gruau d'avoine.

Houblon grimpant, feuilles.
Hyssope officinale, feuilles.

Ipécacuanha, racines.

Jalap, racines.
Jusquiame noire, feuilles.

Lierre terrestre, feuilles.
Lavande, sommités fleuries.
Lin, semences entières et farine.
Lichen d'Islande.

Mauve sauvage , feuilles et fleurs.
Mélisse officinale , feuilles.
Menthe poivrée sèche, feuilles.
Morelle noire, feuilles.
Moutarde noire , semences.
Mousse de Corse (*varec vermifuge* , *coraline de Corse*).
Orge perlé et semences germées et séchées , *Malt*.

Patience des jardins , racines.
Pavot, capsules récoltées un peu avant leur maturité.
Pêcher, fleurs.

Quinquina condaminea (*gris loxa*).
    Idem   jaune orangé (*calisaya*).
    Idem   rouge.

Réglisse glabre , racines.
Rhubarbe exotique , racines.
Romarin officinal , feuilles et sommités fleuries.
Roses de Provins, fleurs.
Riz , semences.

Saponaire , racines.
Serpentaire de Virginie , racines.
Scille maritime , squames sèches.
Séné, palthe.
Sauge cultivée , feuilles.
Semen contra , involucres et fruits de la santoline.

Sureau commun , fleurs.

Tormentille dressée , racines.
Trèfle d'eau , feuilles.
Tilleul à larges feuilles , fleurs.

Valériane officinale , racines.

PRODUITS IMMÉDIATS DES VÉGÉTAUX.

Sucres.

Sucre, première qualité.

Gommes.

Gomme blonde ou du Sénégal.
Gomme adragante blanche, pulvérisée.

Gommes-Résines.

Aloès perfolié.
Ammoniaque.
Assa fætida.
Scammonée d'Alep.
Opium brut.

Résines.

Colophane.
Goudron.
Poix blanche.
Poix résine.

Oléo-Résines.

Térébenthine.

Huiles fixes.

D'amandes douces.
D'olives.
De lin.

Huiles volatiles.

Camphre.
Térébenthine (essence de).

SUBSTANCES MINÉRALES.

Limaille de fer porphyrisée.
Soufre sublimé et lavé.

SELS ET AUTRES PRÉPARATIONS CHIMIQUES.

Acétate d'ammoniaque liquide. Codex Franç.
        de cuivre brut (*vert-de-gris*).
        de plomb cristallisé (*sel de Saturne*).
        de plomb liquide (*extrait de Saturne*).
        Codex français.
        de potasse, sec (*terrefoliée de tartre*).
        de potasse liquide.

Sous-carbonate de potasse. . . . 9 gros (56 gram.)
Vinaigre à 5° . . . . q. s.
Jusqu'à saturation complète du sous-carbonate, ajoutez.

Eau de fontaine. . . . . q. s.
Pour faire une livre et demie de liquide ou 750 grammes

Acide acétique à 10 ° (*vinaigre radical*).
Acide muriatique (*hydrochlorique*) à 23 °.
 Nitrique, à 35 °.
 sulfurique, à 66 °.
 tartrique (*tartareux*).
Ammoniaque liquide, à 22 °.
Borax (*sous-borate de soude*).
Carbonate d'ammoniaque (*sous*).
  de fer (*safran de mars apéritif*).
  de magnésie (*sous*).
  de potasse, purifié (*sous*).
  de soude purifié (*cristaux de soude*).
Chlorure (proto) d'antimoine (*beurre d'anti-*
  moine).
  (Sous-bi) de calcium (*muriate de*
  chaux).
  d'oxide de sodium(*dit de Labarraque*).
  de sodium pur (*sel marin*).
  (proto) de mercure porphyrisé (*ca-*
  lomelas).
Hydrochlorate d'ammoniaque (*sel ammoniac*).
Hydrosulfate (proto) d'antimoine (*kermès*
 minéral).
Nitrate d'argent, cristallisé.
Nitrate de potasse (*sel de nitre*).
Oxide de calcium impur (*chaux vive*).
  de magnesium (*magnésie calcinée*).
Oxide (per) de manganèse pulvérisé (*manga-*
nèse).

Oxide (deuto) de mercure (*précipité rouge*).

    (proto) de plomb fondu (*litharge*).

    hydrate de deuto de potassium (*pierre
        à cautère*).

Savon médicinal sec. Codex français.

Sulfate d'alumine (*alun*).

    d'alumine desséché (*alun calciné*).

    de quinine.

    de soude (*sel de glaubert*).

    de zinc (*vitriol blanc*).

Sulfure de potasse, sec. Codex français.

Tartrate (sur) de potasse (*crème de tartre*).

    de potasse et d'antimoine (*émétique*).

Iode.

Iodure de potassium.

Iodure de fer.

DEUXIÈME PARTIE.

PRÉPARATIONS OFFICINALES.

Acide sulfurique affaibli.

Eau distillée. . . . . 9 parties.
  Versez peu à peu :
Acide sulfurique à 66°. . . . . . 1 p rtie.

Acides alcoolisés.

Eau de Rabel. C. F. (1)
Acide nitrique dulcifié. C. F.

Alcools.

Alcool camphré *eau-de-vie camphrée.* C. F.

Alcoolats.

Alcoolat de cochléaria composé. C. F.

(1) Toutes les préparations marquées C. F. doivent être faites selon le CODEX FRANÇAIS.

Eaux distillées.

Eau simple C. F.
Eau de canelle. C. F.
    de fleurs d'oranger. C. F.
    de menthe poivrée. C. F.

Electuaires et conserves.

Diascordium. C. F.
Conserve de roses. C. F.

Ethers alcoolisés.

Ether sulfurique. C. F.
>   sulfurique alcoolisé à 45 ° (*liqueur d'Hoffman*). C. F.

Extraits.

Extrait d'absinthe.
>   de Belladone.
>   de ciguë.
>   de genièvre.
>   de gentiane jaune.
>   de jusquiame noire.
>   aqueux de quinquina. C. F.
>   d'opium gommeux.
>   de réglisse glabre (*suc*).

Onguens solides et emplâtres.

Onguent brun (*de la mère*),
Emplâtre de ciguë. C. F.
     diachylum gommé. C. F.
     de vigo mercuriel. C. F.
     de savon. C. F.
     spadarap agglutinatif. C. F.
Vésicatoire anglais étendu sur peau.

Bougies emplastiques. C. F.
  Id.   préparées à l'eau. C. F.

Pommades et onguens mous.

Cérat simple

Cire jaune. . . . . . . 4 onces (125 grammes).
Huile d'olives. . . . . . 1 livre (500 grammes).

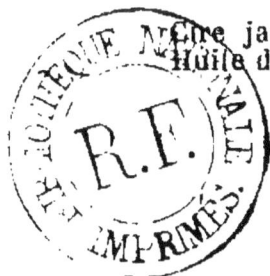

5

Faites fondre à une douce chaleur dans un vase de faïence, passez à travers un linge, en recevant la colature dans un mortier de marbre chauffé avec de l'eau bouillante; agitez avec un pilon de buis, pour faire disparaître les grumeaux et incorporez-y peu à peu:

Eau pure. . . . . 10 onces (320 grammes).

Cérat de Goulard.

Cérat simple. . . . . 1 once (32 grammes).
Extrait de Saturne. . . . . 10 gouttes.
Mêlez.

Pommade de cantharides (*épispastique*).

Cantharides pulvérisées. . . 1 once (32 grammes)·
Onguent basilicum. . . . 8 onces (250 grammes).
Faites fondre l'onguent à une douce chaleur; ajoutez les cantharides au moyen d'un tamis peu serré, remuez jusqu'à parfait refroidissement.

Pommade de Garou. C. F.
ammoniacale, dite de Gondret.

Suif de mouton,
Huile d'olives, de chaque. . 1 once (32 grammes).
Faites liquéfier à une douce chaleur. dans un flacon à large ouverture, et ajoutez peu à peu :
Ammoniaque liquide. . . . 2 onces (64 grammes).
Agitez jusqu'à parfait refroidissement, et conservez, le flacon étant bien bouché, dans un lieu frais.

Pommade de mercure (*onguent napolitain*).
C. F.

Pommade de soufre (*onguent antipsorique*).
C. F.

Onguent basilicum. C F.

de styrax composé. C. F.
(*baume*). C. F.

Poudres.

Poudre de Dower. C. F.
        vermifuge. C. F.

Pilules.

Pilules de cynoglosse. C. F.

Sirops , mellites et oximellites.

Sirop de quinquina.
      de nerprun. C. F.
      de rhubarbe. C. F.
      (*d'acide tartrique*). C. F.
        C. F.
      d'opium.

Extrait gommeux d'opium. . . . 1 gros (4 grammes).
   Faites dissoudre dans :
Eau bouillante. . . . . . . 2 onces (64 grammes).
   Mêlez avec :
Sirop simple. . . . 4 livres 8 onces (2.250 grammes).
Faites bouillir pendant deux à trois minutes , passez au
   blanchet.
Une once de ce sirop contient à peu près un grain
   d'opium.

Miel rosat. C. F.
Oximel simple. C. F.
      scillitique. C. F.

Solutions aqueuses.

Eau de Chaux. C. F.

Teintures à l'alcool ou au vinaigre.

Teinture d'aloès. C. F.
      d'absinthe simple. C. F.
      de cachou. C. F.
      de canelle. C. F.
      de cantharides. C. F.
      de castoreum. C. F.

de digitale. C. F.
de digitale éthérée , C. F.
de tolu.
de gentiane. C. F.
de jalap. C. F.
d'extrait aqueux d'opium C. F.
de quinquina. C. F.
de scille. C. F.
vinaigre scillitique. C. F.

Instrumens en gomme élastique.

Pessaires.
Sondes à mandrins.
Sondes pleines.

ESPÈCES.

Espèces apéritives (*diurétiques*).

Racines d'arrête-bœuf.
    d'asperges.
    de persil.
    de petit-houx.
    de chardon étoilé.
    de fraisier.

Espèces amères.

Feuilles de fumeterre.
    de houblon.
    de trèfle d'eau.
    de chicorée sauvage.
    de petite centaurée.

Espèces émollientes.

Feuilles de guimauve.
    de mauve.
    de tussilage.
    de mercuriale.
    de pariétaire.

Espèces aromatiques (*dites vulnéraires*).

Feuilles et sommités de lavande.
    de mélisse.
    de menthe.
    de sauge.
    de thym.
    d'absinthe.
    d'origan.
    de romarin.

Espèces pectorales ou béchiques.

Fleurs de guimauve.
    de mauve.
    de tussilage.

de bouillon blanc.
de pavot (*coquelicot*).
Feuilles de capillaire.
d'hyssope.
Feuiles de scolopendre.
de lierre terrestre.

Espèces toniques (*astringentes*).

Ecorces de grenade.
Racines de bistorte.
de tormentille.

Nota. Toutes les substances sèches qui composent chacune des espèces, par l'analogie de leurs propriétés médicinales, pouvant se suppléer les unes aux autres, elles pourront être mélangées dans diverses proportions, comme une seule d'elles peut tenir lieu de toutes les autres.

TROISIÈME PARTIE.

PRÉPARATIONS MAGISTRALES.

SECTION I.

BOISSONS.

BOISSONS PRÉPARÉES A FROID.

N° 1. Limonade minérale.

Acide sulfurique affaibli, 4 gros (16 grammes).
Sirop simple,   2 onces (64 grammes).
Eau,   2 livres (1 litre).

On doit tenir cette boisson dans des vaisseaux de verre ou de faïence, et jamais dans des vases de terre vernissée. Cela doit être surtout recommandé aux malades traités à domicile. On devra toujours la goûter, avant que de la livrer, pour être certain qu'elle n'est pas trop acide.

N° 2. Limonade tartrique.

Sirop tartreux,   2 onces (64 grammes).

4

Eau,   2 livres (1 litre).

Nº 3. *Limonade vineuse.*

Limonade tartrique,   2 livres (1 litre).
Vin,   4 onces (125 grammes).

Nº 4. *Solution de gomme arabique (eau gommeuse).*

Gomme arabique concassée, 4 gros (16 gram.).
   Faites dissoudre, à l'aide de la chaleur, dans un litre d'eau.

Nº 5. *Solution de gomme au cachou.*

Eau gommeuse,   2 livres (1 litre).
Teinture de cachou,   1 gros (4 grammes).

Nº 6. *Bol purgatif.*

Jalap pulvérisé,   18 grains (1 gramme).
Scammonée,   8 grains (4 décigrammes).
Miel, q. s.

Nº 7. *Bol tempérant.*

Camphre pulvérisé à l'aide de l'alcool,
Nitrate de potasse, de chaque, 2 grains (1 déc.).
Conserves de roses, q. s., pour une dose.

N° 8. Bol de soufre.

Fleurs de soufre, 8 grains (4 décigrammes).
Miel, q. s.

N° 9. Bol de soufre composé.

Fleurs de soufre lavées,
Semences d'anis pulvérisées, de chaque,
8 grains (4 décigrammes).
Feuilles de séné pulvérisées, 4 grains (2 déc.).
Miel, q. s. pour une dose.

N° 10. Bol de valériane.

Valériane pulvérisée, 18 grains (1 gramme).
Canelle pulvérisée, 6 grains (3 décigramm.).
Miel, q. s

N° 11. Bol de valériane opiacé.

Bol de valériane ci-dessus.
Extrait d'opium, 1 grain (demi-décigramm.).
Ce bol peut, au besoin, remplacer la thériaque.

N° 12. Pilules de Belladone.

Faites, avec l'extrait de cette plante et la poudre de réglisse, des pilules contenant chacune un demi-grain d'extrait. Les pilules faites avec les feuilles de belladone pulvérisées, doivent contenir chacune un grain de poudre.

N° 13. *Pilules de digitale.*

On prépare ces pilules avec les feuilles de la plante et à la même dose que celles de feuilles de belladone.

N° 14. *Pilules de ciguë.*

On les fait avec l'Extrait de ciguë. Chaque pilule doit en contenir un grain.

N° 15. *Pilules d'opium.*

Avec l'extrait gommeux d'opium, faites des pilules d'un demi-grain.

N° 16. *Pilules de térébenthine.*

Mettez de la térébenthine cuite dans de l'eau froide, et formez des pilules de six grains, qui doivent être conservées dans l'eau froide.

N° 17. *Pilules de savon.*

Savon médicinal ratissé, 4 gros (16 gramm.).
Racine de guimauve pulvérisée, 36 grains
(2 grammes).
Nitrate de potasse pulvérisée, 10 gr. (5 déc.).

Ramolissez le savon avec un peu d'huile, dans un mortier de marbre, incorporez les poudres après les avoir bien mêlées, et faites 160 pilules.

Chaque pilule contient deux grains de savon.

N° 18. *Pilules de savon aloètiques.*

Savon médicinal ratissé, 18 grains (1 gram.).
Aloès soccotrin pulvérisé, 10 grains (5 déc.).

Triturez le savon avec un peu d'huile ; incorporez l'Aloès par petite portion et faites, avec un peu de poudre de racine de guimauve, 10 pilules qui, ainsi que les pilules de savon simple, seront prises par le malade au nombre indiqué par le médecin.

N° 19. *Pilules scillitiques.*

Scille pulvérisée, 18 grains (1 gramme).
Gomme ammoniaque pulvérisée, 6 gr. (3 déc.).
Oximel scillitique, q. s. pour faire 20 pilules.

Chaque pilule contient à peu près un grain de scille.

CATAPLASMES.

N° 20. *Cataplasme émollient.*

Farine de lin avec le son.   q. s.

N° 21. *Cataplasme anodin.*

Solution aqueuse d'opium brut. ı gros (4 grammes.)

Cataplasme de farine de lin, 8 onc. (25ogr.ᶜˢ)·
Mêlez exactement.

N° 22. *Cataplasme tanniné camphré.*

Farine de lin ,   2 parties.
Ecorce de chêne en poudre ,   6 parties.
    Mêlez exactement, ajoutez :
Eau bouillante, q. s., faites cuire à consis-

tance requise ; après le refroidissement, ajoutez, par livre de cataplasme.

Camphre pulvérisé, 1 gros (4 grammes).

SECTION III.

COLLUTOIRES.

N° 23. *Collutoire alcalin.*

Sous-carbonate de potasse, 18 grains (1 gr.^{c}).
Sirop de miel (*miel dépuré*), 1 once (32 gr.^{es}).
Triturez dans un mortier de verre.

Nº 24. *Collutoire boraté.*

Borax,   36 grains (2 grammes).
Sirop de miel,   1 once (32 grammes).
    Mêlez exactement.

Nº 25. *Collutoire hydrochlorique.*

Acide muriatique *(hydrochlorique)*, 36 grains
    (2 grammes).
Sirop de miel, 1 once   (32 grammes).
    Mêlez exactement.

SECTION IV.

Sous-bichlorure de chaux, 8 onces (250 gr.").
  Dissolvez dans :
Eau ,   2 livres (1 litre).
  Filtrez et conservez cette dissolution dans une bouteille bien bouchée, pour l'employer au besoin, en l'ajoutant à une plus grande quantité d'eau pour faire des ablutions, etc. (1).

---

(1) En mêlant un quart de cette solution avec trois quarts d'eau, on peut se servir de cette liqueur pour arroser le plancher des salles et des chambres habitées que l'on voudrait désinfecter.

5

SECTION V.

FOMENTATION.

N° 26. *Fomentation aromatique camphrée.*

Infusion aromatique, 1 livre (500 grammes).
Alcool camphré,   1/2 once (16 grammes).

N° 27. *Fomentation vineuse et camphrée.*

Vin rouge ,   2 livres (1 litre).
Teinture aromatique,   1 once (32 grammes).
Alcool camphré ,   2 onces (64 grammes).

N° 28. *Fomentation tonique.*

Ecorce de chêne ,   1 once (32 grammes).

Faites bouillir dans q. s. d'eau pour un litre
de colature.

N° 29. *Fomentation tonique camphrée.*

Ajoutez à la quantité de fomentation ci-
dessus :
Alcool camphré,   2 onces (64 grammes).
Muriate d'ammoniaque, 1 gros (4 grammes).

SECTION VI.

INJECTIONS INTESTINALES.

N° 30. *Lavement laxatif.*

Séné, $^1/^2$ once (16 grammes).
Sulfate de soude, 3 gros (12 grammes).
Décoction de graine de lin, q. s.
   Faites bouillir légèrement ; passez avec expression.

N° 31. *Lavement purgatif.*

   Au lavement laxatif, ajoutez :
Tartre stibié, 5 grains (2 décigrammes $^1/^2$).

SECTION VII.

LINIMENS.

Nº 32. *Liniment volatil.*

Huile d'olives.   1 once (32 grammes).
Ammoniaque liquide, 1 gros (4 grammes).
  Agitez dans une fiole bien bouchée.

Nº 33. *Liniment camphré.*

Camphre,   36 grains (2 grammes).
  Triturez dans un mortier de verre, en ajoutant peu à peu :

Huile d'olives,   1 once (32 grammes).
Ammoniaque liquide, 1 gros (4 grammes).

N° 34. *Liniment anodin.*

Huile d'olives,   1 once (32 grammes).
Teinture d'opium,   1 gros (4 grammes).

N° 35. *Liniment savonneux camphré.*

Savon,   2 gros (8 grammes).
Camphre,   1 gros (4 grammes).
Alcool à 33°,   1 once (32 grammes).
Faites dissoudre le savon et le camphre à l'aide de l'alcool, en triturant dans un mortier; mettez dans nne fiole et ajoutez :
Ammoniaque liquide, 1 gros (4 grammes).

N° 36. *Lotions phagédéniques* (Eau phagédénique).

Eau de chaux,   2 livres (1 litre).
Sublimé corrosif (*deuto chlorure de mercure*), 18 grains (1 gramme).
Cette solution devra être agitée chaque fois que l'on voudra s'en servir.

SECTION VIII.

POMMADES.

N° 37. Digestif simple.

Térébenthine pure, 2 onces (64 grammes).
Jaune d'œuf, N.° 2.
   Mêlez exactement, en ajoutant peu à peu :
Huile d'olives, q. s.
   Pour donner à cette pommade la consistance du cérat.

N° 38. Pommade d'hydriodate de potasse.

Hydriodate de potasse, 36 grains (2 gramm.).
Graisse de porc, 1 once (32 grammes).
   Triturez dans un mortier de porcelaine le sel en ajoutant la graisse peu à peu.

N° 39. *Pommade d'hydriodate de potasse iodurée.*

En ajoutant 10 grains d'iode à l'hydriodate de potasse ; en faisant la pommade ci-dessus, on obtiendra la pommade d'hydriodate de potasse iodurée.

N° 40. *Pommade stibiée.*

Tartre stibiée,   1 gros (4 grammes).
Graisse préparée,   4 gros (16 grammes).
    Triturez bien exactement le sel avec un peu de graisse, dans un mortier de verre, et mêlez le reste du corps gras.

SECTION IX.

POTIONS.

N° 41. Potion adoucissante (pectorale).

Gomme adragante.   1 gramme.
    Faites dissoudre dans eau, (150 grammes).
    Ajoutez, sirop simple ,   (32 grammes).
    Ajoutez à la potion précédente 5, 10 ou 15 centigrammes de kermès et vous aurez la potion kermétisée.

N° 42. Potion anodine.

Potion adoucissante simple.
Teinture d'opium, 12 grains (6 décigrammes).

N° 43. Potion oximellée.

Potion adoucissante simple.
    Ajoutez :
Oximel simple ,   4 gros (16 grammes).

N° 44. Potion scillitique.

Potion adoucissante simple.
    Ajoutez :
Oximel scillitique ,   4 gros (16 grammes).

N.° 45. *Potion scillitique acidulée.*

Infusion d'hyssope, 4 onces (125 grammes).
Oximel scillitique, 4 gros (16 grammes).
Acide nitrique alcoolisé, 36 grains (2 gr.).
   A prendre par cuillerées.

N° 46. *Potion purgative ordinaire.*

Séné, 2 gros (8 grammes).
Sulfate de soude , 4 gros (16 grammes).
   Faites bouillir, pendant quelques minutes,
dans :
Eau , 5 onces (160 grammes).
   Passez et ajoutez :
Sirop de nerprun , 1 once (32 grammes).

N° 47. *Potion stibiée.*

Tartre émétique . 3 grains (1 décigr. $^{1/2}$).
Eau pure , 8 onces (250 grammes).
   A prendre en trois doses.

N° 48. *Potion d'ipécacuanha.*

Ipécacuanha pulvérisé, 18 grains (1 gramm.).
   Délayez dans :
Eau tiède , 4 onces (125 grammes).

N° 49. *Potion d'ipécacuanha stibiée.*

A la potion d'ipécacuanha simple, ajoutez :
Tartre stibié,   1 grain ($^1/^2$ décigramme).

N° 50. *Potion éthèrée.*

Eau de menthe poivrée, 2 onces (64 gramm.).
    de fleurs d'oranger, 2 gros (8 grammes).
Sirop simple,   1 once (32 gramm.).
Liqueur d'Hoffman,   36 grains (2 gramm.).
Mettez dans une fiole bien bouchée.

N° 51. *Potion éthèrée anodinée.*

A la potion ci-dessus, ajoutez :
Teinture d'opium,   18 grains (1 gramme).
   Ajoutez d'abord l'infusion ci-dessus en triturant, ensuite :
Teinture alcoolique de quinquina, 2 gros
                        (8 grammes).
Acétate d'ammoniaque, 1 once (32 grammes).

N° 52. *Potion effervescénte* (de Rivière).

Acide tartrique pulvérisé,
Sous-carbonate de soude pulvérisé, de chaque,
                   18 grains (1 gramme).
Mêlez ces deux poudres au moment de s'en

servir, et projetez ce mélange, au lit du malade, dans 3 onces d'eau édulcorée avec ;

Sirop simple ,   4 gros (16 grammes).

Il faut agiter et faire prendre au malade au moment de l'effervescence.

SECTION X.

VINS MÉDICINAUX.

N° 53. *Vin d'absinthe.*

Teinture d'absinthe , 1 gros   (4 grammes).
Vin rouge ,   2 onces (64 grammes).

Préparez de la même manière le
Vin de gentiane.
de quinquina.

SECTION XII.

TEINTURES.

N° 54. *Teinture d'iode.*

Iode,	54 grains (3 grammes).
Alcool à 33°,	1 once (32 grammes).

Faites dissoudre dans un mortier de verre.

N° 55. *Teinture d'iode éthérée.*

Ether sulfurique, 1 gros (4 grammes).
Iode,   6 grains (3 décigrammes).
    Mêlez. 3o gouttes de cette solution con-
tiennent un grain d'iode.

N° 56. *Solution d'hydriodate de potasse.*

Hydriodate de potasse,   36 grains (2 gr.ᵉˢ).
Eau distillée,   1 once (32 gramm.).

NOTA. Ces préparations d'iode doivent être faites chaque fois qu'elles sont prescrites ou très-peu de temps avant.

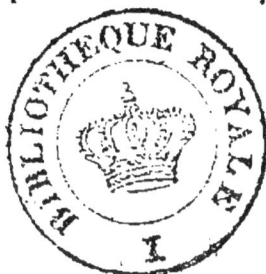

Proposé par les membres du comité médical.

MM. FAILLE, CAMBRAY, DE BEAUMONT et LENGLET.

Arrêté par les membres du comité central.

MM. DE THIEFFRIES, RIGAUD, FAREZ, RENARD, DALENNES, TAFFIN et LENGLET.